APERÇU GÉNÉRAL

SUR LE

RHUMATISME ARTICULAIRE

AIGU

ENVISAGÉ SURTOUT AU POINT DE VUE DE SON ÉTIOLOGIE
ET DE SON TRAITEMENT

PAR

JÉROME BLASINI

DE SORIO (CORSE)

Ancien élève des hôpitaux de Paris, ex-chirurgien externe de l'hôpital Saint-Éloi
de Montpellier

PARIS

IMPRIMERIE DE GUSTAVE GRATIOT

30 RUE MAZARINE

1854

A mon Père, à ma Mère et à mon Frère;

AMOUR ET RECONNAISSANCE.

A la Mémoire de ma chère Sœur!!!

REGRETS ÉTERNELS!!!

Naturam morborum curationes ostendunt.

HIPPOCRATE.

Hippocrate, ce vénérable père de la médecine que plusieurs historiens qualifient encore du titre pompeux de *princeps medicorum*, fut le premier à traiter du rhumatisme sous le nom d'arthritis. Mais l'ignorance de l'anatomie, de la physiologie, de la physique et de la chimie, réduisit le génie du divin Hippocrate à faire une ébauche très-incomplète de l'intéressant sujet que nous nous proposons d'esquisser ici. Après lui, Arétée et Cœlius Aurelianus continuèrent les idées de leur maître, sans rien y ajouter d'important. Ce fut longtemps après que Galien vint démolir l'édifice élevé par le vieillard de Cos, en attribuant le rhumatisme à un affaiblissement du système, à la formation de sucs excrémentiels viciés, dépravés même, se transportant au dehors par une débilité plus grande des organes extérieurs. Ces idées, quoique erronées, régnèrent despotiquement sur la science jusqu'au seizième siècle, époque à laquelle Baillou, que Barthez considérait comme le meilleur médecin de son temps, jeta quelques lumières sur cette question qui devait enfin trouver, dans l'excellente thèse inaugurale présentée par M. Chomel (en 1813), un commencement de progrès dont nous aurons à parler souvent dans le cours de notre dissertation. Disons cependant qu'avant le professeur que nous venons de citer, plusieurs auteurs, parmi lesquels nous voyons Cullen, Barthez, Stoll, Scudamore, Sydenham, et, après eux, Bichat et Pinel, apportèrent

---

[1] Ce nom de rhumatisme, du grec ρεω, *je coule*, ne se trouve pas dans Hippocrate, mais l'arthritis n'est autre chose que cette maladie.

un tribut de recherches à l'histoire du rhumatisme, sans pouvoir nullement aplanir la controverse existante alors pour cette affection, et qui, malheureusement, paraît continuer encore. En effet, après l'impulsion donnée à l'observation locale du rhumatisme par M. Chomel, M. le professeur Bouillaud fit de minutieuses observations, montra le siége de l'arthrite, la divisa en plusieurs classes, et prouva que dans les cas de rhumatisme profond il y a complication d'endocardite ou de péricardite; il attribua, en outre, les causes de cette affection au froid humide, et formula enfin son traitement par les saignées répétées coup sur coup, aidées par l'opium et par le cataplasme. Nous croyons qu'il était de notre devoir de donner cet aperçu général de l'état historique du rhumatisme avant d'entrer en matière. Quoique nous nous proposions de l'envisager au point de vue de l'étiologie et du traitement, il est, selon nous, indispensable de dire quelques mots sur son anatomie pathologique et sur ses complications du côté du cœur. Nous n'entreprendrons pas, il est vrai, d'ajouter, dans ce travail si succinct et à notre jeune âge médical, la rude tâche de combattre les uns[1] au profit des autres ; nous sentons qu'il n'est donné qu'aux hommes éminents dans la pratique d'envisager une question quelconque sous ce point de vue. Nous nous contenterons seulement de parler d'après quelques cas que nous avons eu l'avantage d'observer dans les hôpitaux, cas parfaitement guéris par la méthode des saignées répétées coup sur coup, aidées par l'opium et par le cataplasme, ce qui nous porte à conclure : 1° que la maladie est inflammatoire; 2° que le traitement antiphlogistique est efficace.

Synonymie. — On a proposé diverses dénominations pour le rhumatisme, et comme nous pourrions les employer indistinctement pendant le cours de ce travail, nous croyons utile de les donner au moins en grande partie. Arthritis (Hippocrate), fièvre arthritique (Vogel, Giannini), arthrodynie (Cullen), fièvre rhumatismale (Stoll), rhumatisme fibreux (Pinel, Bichat), polyar-

---

[1] Les derniers auteurs sus-nommés.

thrilis (Broussais), arthrite rhumatismale (Roche), arthro-rhumatisme (Chomel et Requin), hémitarthrite (Piorry), arthrite (Bouillaud).

Définition. — Le rhumatisme est une phlegmasie du tissu séreux des articulations avec gonflement, rougeur, douleur de la partie attaquée, et provenant en dehors de toute violence externe. Cette définition étant donnée, il nous reste encore à ajouter que l'augmentation de la fibrine a été également constatée par MM. Andral et Gavarret, sa moyenne serait entre 7 et 8[1], et varierait selon l'intensité de la maladie. Becquerel et Rodier ont surtout remarqué l'augmentation de la cholesterine et un abaissement étonnant de l'albumine. Le sang tiré des veines des rhumatisants offre peu après, sitôt qu'il est séparé de son sérum dans lequel il surnage, un caillot solide, jaunâtre, rétracté, petit, en somme la couenne inflammatoire. La partie malade est toujours gonflée ; il y a comme une tumeur non circonscrite, de la chaleur et de la douleur. Les deux premiers de ces phénomènes peuvent manquer quelquefois ; ainsi, chez les personnes grasses outre mesure, il arrive assez souvent qu'ils sont imperceptibles. La douleur est le plus constant de tous les phénomènes, elle augmente à mesure que la maladie avance, ce qui a fait attribuer, par quelques médecins, cette progression aux divers mouvements du malade, qui préfère ordinairement la position sur le dos avec le membre demi fléchi ; cette position, affectionnée par le malade et prescrite par beaucoup de praticiens au point de vue d'obtenir le moins de mobilité possible, serait cependant dangereuse d'après M. Hardy, « car, disait-il dans son cours du 11 janvier 1853 à l'école pratique, il peut y avoir excoriation de la peau provoquée par le poids incessant du corps, et partant gangrène. »

Le rhumatisme articulaire aigu a des prodromes assez marqués ; il y a céphalalgie, inappétence, malaise général, affaissement, un petit mouvement fébrile, des frissons, des douleurs erratiques aux membres ; enfin une ou plusieurs des grandes

---

[1] A son état normal elle n'a que trois dixièmes.

articulations deviennent le siége de douleurs, légères d'abord, atroces ensuite. Si la maladie atteint un certain degré d'intensité, il y aura complication d'endocardite ou de péricardite, de pneumonie ou de pleurésie. Alors la fièvre est on ne peut plus âcre, plus intense, la douleur excessive; s'il y a endocardite surtout, il y a de la dyspnée qui peut manquer dans les autres complications : altération des bruits du cœur, du râle, du bruit de souffle qu'on pourrait confondre avec celui de la chloro-anémie, si cette dernière n'avait le même bruit aux carotides, ce qui manque dans le rhumatisme articulaire aigu profond. S'il y a péricardite, la dyspnée peut manquer, mais il y a toujours un bruit de frottement, de l'épanchement, des pseudo-membranes du cœur, ce qui empêche d'en percevoir les bruits, car elles se trouvent entre l'oreille du médecin et le viscère. Il y a de la voussure à la région précordiale et de la matité. Quant aux autres complications, telles que pleurésie viscérale et méningite, elles sont si rares que nous nous abstiendrons d'en parler. Le rhumatisme peut n'attaquer qu'une articulation, et alors il est mono-articulaire; s'il en attaque plusieurs, ce qui est plus fréquent, il est dit poliarticulaire.

Le rhumatisme a une marche variable, il peut aller d'une articulation à l'autre et récidiver facilement. D'après quelques auteurs, parmi lesquels nous citerons M. le docteur Hardy, il pourrait y avoir des rhumatismes apyrétiques, affection fort rare, comme les cas de cette maladie existant sans coïncidence d'endocardite, ce qui peut pourtant arriver, et dans ce cas tout est simplifié. Les grosses articulations telles que le genou, le poignet, l'articulation cubito-humérale et la tibio-tarsienne sont les plus sujettes aux attaques rhumatismales ; il peut du reste, comme nous l'avons déjà dit, aller de l'une à l'autre ou les prendre toutes à la fois, et alors il devient rhumatisme articulaire aigu général. Pour en finir avec ce chapitre, qui ne doit donner qu'un aperçu succinct des symptômes, des complications, des divisions et du siége du rhumatisme articulaire aigu, nous nous résumerons ainsi, ayant hâte d'en venir à l'étiologie et au traitement. Le rhumatisme est donc caractérisé, outre les pro-

dromes dont nous avons déjà parlé, par le gonflement, la chaleur ordinairement portée à deux degrés au-dessus de l'état
naturel, la douleur progressive, les complications d'endocardite le plus souvent, survenant du quatrième au cinquième
jour de l'invasion, accompagnée de dyspnée, de bruit, de souffle,
de râle, de fièvre donnant un pouls à cent douze, dur; les membres ont des sueurs qui ne soulagent point, quoi qu'en dise le
vulgaire; la langue est blanche, la bouche mauvaise; il y a de la
constipation, souvent aussi il paraît une éruption de sudamina
au cou, aux aines, à l'abdomen; il y a de l'inappétence, de la
soif; les urines sont rares, épaisses, ayant peu d'urates et dé-
posant un sédiment. Le sang est couenneux, il y a insomnie
provenant peut-être de l'intolérable douleur. La terminaison
est rarement funeste, mais il peut arriver qu'il se fasse une ac-
cumulation de pus dans l'articulation malade, ce qui arrive
malheureusement assez communément, d'après MM. Bouillaud, Andral, Trousseau et Becquerel, et alors il y a dégénéres-
cence ou en tumeur blanche, ou en hydarthrose, ou bien en
ankylose. Dans ces cas, il y a du frisson, du délire, du trouble
dans l'intelligence, les dents fuligineuses, la langue sèche, en
un mot les phénomènes tiphoïdes. S'il y a complication d'endocardite, la fièvre persiste même après la disparition de la douleur; du reste, la percussion et l'auscultation peuvent assez nous
renseigner sur la coïncidence. La durée serait de quarante jours
d'après M. Chomel, vingt-huit d'après M. Requin, et de quatorze à vingt d'après M. Bouillaud, que nous devons considérer
comme le créateur de cette science. Quand la guérison com-
mence, on voit diminuer la douleur ainsi que la chaleur de la
peau, l'appétit reparaît, l'épiderme se renouvelle et la santé
revient. Des fois, cependant, les phénomènes locaux peuvent
disparaître et les pseudo-membranes de la péricardite provo-
quer des resserrements des orifices du cœur, des hydropisies
même et amener la mort, ce qui est fort rare, à moins qu'il n'y
ait complication de méningite. L'impossibilité de la terminaison par métastase, tant soutenue par les anciens, a été démon-
trée par M. Bouillaud. M. Hardy dit avoir constaté une com-

plication blennhorragique, chez un malade, dans son service á Saint-Louis.

Le siége du rhumatisme, que M. Chomel plaçait dans le tissu fibreux, est au contraire, d'après M. Bouillaud, dans la membrane séreuse. A l'autopsie, dit l'illustre clinicien de la Charité, il est facile de voir la rougeur de cette membrane contenant en sus un lassif séreux ; il y a également rougeur et congestion du tissu cutané, parfois même de petits abcès. La synovie augmente et devient lactescente. L'endocarde présente aussi de la rougeur et des petits flocons inflammatoires. Dans les cas de péricardite, on trouve des pseudo-membranes, tandis que dans la méningite il y a engorgement des vaisseaux, de sorte que le nom de congestion serait préférable.

M. Richet a expérimenté artificiellement sur des animaux ; il a vu que d'abord la synoviale s'injectait dans son tissu profond sous-séreux ; au bout de quatre heures, l'injection augmentait, mais elle restait toujours bornée au tissu sous-séreux. Après vingt-quatre heures, il s'y formait une lymphe plastique facile à enlever. Au-dessous, la rougeur est superficielle, disséminée, sous forme de taches violacées. Après quarante-huit heures, la lymphe s'épaissit et prend la couleur lie de vin. Dans les derniers jours, la synoviale sécrète du pus, devient grenue avec des fausses membranes, perd son poli et se couvre de granulations que forme un réseau vasculaire sous-séreux. De sorte que, d'après ces expériences, M. Richet conclut : 1° que, sous l'influence d'un travail phlegmasique, le tissu sous-séreux s'injecte, la synoviale rougit à son tour sans qu'on y trouve de vascularisation évidente ; le feuillet épithélial se détruit, perd son poli, devient grenu et comme fongueux ; il sécrète un liquide séreux rougeâtre qui prend après de la viscosité et constitue un pus véritable, des fois même il s'y forme des fausses membranes (Richet, *Annales de la chirurgie française*, 1844).

Ces expériences ont été faites sur divers animaux. M. Bouillaud, avant l'article de M. Richet, avait prouvé dans son immortel *Traité du rhumatisme*, que la séreuse était attaquée avec toute la partie synoviale ; que l'endocarde était presque toujours atteint; en somme que le rhumatisme était même aussi souvent interne qu'externe, et que l'anatomie pathologique, ce flambeau de la médecine, avait en grande partie lui sur cette affection. La péricardite, comme compliquant le rhumatisme, avait été soupçonnée, mais l'endocardite est entièrement due à M. Bouillaud, dont on ne peut qu'admirer les minutieuses recherches.

Le diagnostic n'offre pas de grandes difficultés; il s'agit de le différencier d'avec la goutte, ce qui n'offre pas d'embarras au médecin. Le rhumatisme attaque les grandes articulations, présente des phénomènes du côté du cœur quand il est profond, et offre une douleur continue. S'il s'agit d'un rhumatisme léger, il n'y a pas de gravité; alors il n'attaque que les muscles, et il prend le nom de rhumatisme musculaire; mais toujours il reconnaît pour cause le froid humide dont nous aurons à parler longuement au chapitre suivant; qu'il soit léger ou fugace, profond ou musculaire, il a toujours les mêmes causes. La goutte, au contraire, n'attaque que les petites articulations; vient à la suite d'excès de table, de bien-être, n'a rien du côté du cœur et survient par accès, tandis que le rhumatisme attaque plutôt la classe ouvrière et pauvre qui s'expose à l'humidité. Tous les auteurs ne sont pas d'accord sur ce sujet; aussi nous nous dispenserons de faire le moindre commentaire là-dessus, n'ayant pas de preuves certaines; nous dirons même ne connaissant la goutte que par ce que les livres nous en disent. Nous allons maintenant entamer le fond de notre sujet, c'est-à-dire l'étiologie et immédiatement après le traitement, nous estimant fort heureux si nous pouvions nous trouver à la hauteur de notre question; nous aurons au moins fait des efforts, et par là nous croyons pouvoir espérer l'indulgence de nos intelligents lecteurs.

ÉTIOLOGIE.

Les causes du rhumatisme articulaire aigu varient, suivant les auteurs, suivant les écoles et suivant l'idée que l'on se fait de cette maladie. Cependant on est d'accord pour les diviser en deux grandes classes : les unes prédisposantes, les autres occasionnelles ou déterminantes. Les premières sont relatives à l'âge, au tempérament, à l'hérédité, au sexe; de là le nom de prédisposantes constitutionnelles. Les secondes, dites occasionnelles ou déterminantes, ont une action passagère et fortuite. M. Chomel attribue aux causes de la première catégorie la plus large part dans la production du rhumatisme, tandis que M. Bouillaud soutient que celles de la deuxième sont plus capables de le produire, tout en ne niant pas une certaine action des causes de la première catégorie.

Nous passerons ces divers éléments en revue les uns après les autres en commençant par les causes prédisposantes.

L'âge. Aucun âge ne paraît être exempt de rhumatisme; cependant nos auteurs les plus recommandables pensent qu'il est plus commun chez les individus forts de quinze à cinquante-cinq ans (Barthez, Bouillaud, Chomel); Rillet et Barthez n'en ont jamais observé avant l'âge de sept ans. On peut néanmoins voir quelques exceptions, en trop petit nombre, il est vrai, pour qu'on en parle longuement, quoiqu'il soit cependant licite de mentionner le fait comme pouvant arriver.

Sexe. D'après M. Bonnet, de Lyon, le rhumatisme serait plus fréquent chez l'homme que chez la femme, dans la proportion de dix à sept, avis parfaitement partagé par M. Dubois (d'Amiens), qui a de plus constaté que les femmes, dont la constitution se rapproche le plus de celle de l'homme, y sont plus sujettes que les autres. Hoffmann, seul, a soutenu le contraire.

Pour notre compte, nous croyons que les causes d'humidité, unies au tempérament, peuvent le déterminer en dehors du sexe qui n'a aucune influence apparente. L'hérédité a été l'objet de beaucoup de controverses; Barthez et Quarin soutiennent que le rhumatisme n'est nullement héréditaire ni contagieux; et, d'après eux, c'est ce qui le distingue surtout de la goutte; Roche penche de ce même côté, tandis que M. Chomel s'est entièrement prononcé pour l'affirmative, d'après une statistique faite par lui, et de laquelle il est résulté que sur soixante-douze cas, trente-six étaient d'origine rhumatique; M. Andral s'exprime également pour cette idée dans son *Cours de patho-*

logie interne : « Quelques faits, dit-il, mettent hors de doute que l'hérédité exerce une influence marquée sur certains individus, comme cause de rhumatisme ; ainsi j'ai soigné une fille qui eut des attaques de rhumatisme à neuf ans, à onze ans et à quatorze ans. Elle avait un frère qui était pris de temps en temps de rhumatisme ; la mère de ces deux enfants était aussi fréquemment sous l'influence de cette maladie (tome III, page 459). » La conclusion que nous devons tirer de ces opinions diverses nous semble facile. En effet, tous nous naissons avec des prédispositions héréditaires qui font que sous l'influence de certaines causes nous sommes affectés plutôt de telle maladie que de telle autre, mais il n'est pas à croire que nous portons en nous le germe de l'affection. Du reste, combien de fois ne voyons-nous pas cette affection se développer chez des individus dont les parents n'en ont jamais eu ?

Tempérament. Le rhumatisme peut affecter tous les tempéraments, mais il est pourtant sûr que le lymphatico-sanguin prédispose énormément, comme le dit M. Bouillaud dans son *Traité de nosographie médicale*, page 485, tome I. Baillou avait dit, avant notre illustre académicien, que les individus cacochymes, ayant des humeurs âcres et ceux qui ont été sujets aux fièvres sinoques, y sont plus prédisposés que d'autres, idée qui fut après admise par Barthez.

Quant à la constitution, il y a peu de choses à dire, si ce n'est qu'un homme aux formes athlétiques y est plus exposé qu'un homme chétif.

Les écarts de régime peuvent aussi avoir une influence délétère dans cette maladie. Les professions qui exposent à l'humidité, telles que l'état de boulanger, de cuisinier, de blanchisseuse, y prédisposent autant que d'autres qui provoquent des changements de température, ce qui est fréquent chez les forgerons qui passent du chaud au froid.

Climats, saisons. Quoique le rhumatisme s'observe dans tous les pays, il est incontestablement plus fréquent dans les pays tempérés et humides tels que la France, l'Angleterre et la Hollande surtout, dans ces contrées où souffle le vent du nord et où l'on passe facilement du chaud au froid. Cette remarque peut également s'appliquer aux saisons ; car il résulte, d'après beaucoup de statistiques, que c'est en automne et au printemps, époques où les variations de température sont si fréquentes, qu'il sévit le plus. Le docteur Lyon a vu, sur deux cent quatre-vingt onze cas observés en dix ans, que cette maladie a son maximum d'intensité en mai et son minimum en août. Ces causes, que nous venons d'énumérer sous le nom de prédisposantes, sont très-souvent occasionnelles du moment que, seules, elles peuvent déterminer brusquement un rhumatisme sur certains tempéraments.

Causes occasionnelles. Parmi les causes occasionnelles, on doit citer en première ligne le froid humide, reconnu par M. Bouillaud comme la véritable cause, sinon spéciale, du rhumatisme articulaire aigu. Sydenham et Barthez avaient avant lui prouvé que c'était également la principale du rhumatisme, tout en en admettant d'autres avec celle-ci. Les excès vénériens pourraient, d'après M. Requin, devenir une des causes de la production de cette maladie ; M. Hardy en a observé également un cas dans son service à Saint-Louis, mais quelques observations isolées ne peuvent point constituer un fait prouvé. MM. Murray, à Édimbourg, et Pidoux, à Paris, l'ont vue se produire après la guérison d'une scarlatine; ces cas sont rares, ainsi que celui de M. Grisolle, qui a vu cet accident se renouveler deux fois chez une jeune fille de neuf ans.

Les anciens croyaient à la métastase de ces maladies ; mais depuis que M. Bouillaud a prouvé qu'elles étaient compliquées d'endocardite, de péricardite et autres affections du cœur, cette idée ne peut plus avoir le moindre fondement.

Les lois de coïncidence ont été ainsi formulées par M. le professeur Bouillaud : 1° dans l'arthrite rhumatismale aiguë, violente, généralisée, la coïncidence d'une endocardite, d'une péricardite ou d'une endopéricardite; ce qui est plus commun, est la règle, la loi, et la non-coïncidence l'exception ; 2° dans le rhumatisme articulaire aigu, léger, partiel, apyrétique, la non-coïncidence d'endocardite et autres des complications sus-mentionnées est la règle, et la coïncidence l'exception. L'endocardite est plus fréquente que la péricardite et peut exister souvent seule, tandis que cette dernière se présente rarement sans la première. Ces complications peuvent se présenter en même temps que les symptômes articulaires ou postérieurement. Les voies respiratoires, les reins et le foie peuvent être atteints de douleurs rhumatismales, ainsi que la sclérotique, les méninges cérébrales et rachidiennes.

Stoll a constaté une dyssenterie rhumatismale qui n'a jamais été observée par M. Bouillaud. Nous terminerons ici l'étude de l'étiologie qui pourrait, à la rigueur, se résumer ainsi : l'action du froid humide sur un tempérament lymphatico-sanguin à peau blanche et fine provoque le rhumatisme articulaire aigu.

Nature. La nature du rhumatisme articulaire aigu est inflammatoire, d'après presque tous les auteurs qui ont parlé sur ce sujet. M. Chomel en fait une maladie spéciale, tandis que M. Bouillaud la dit purement inflammatoire comme tant d'autres, et ayant son siége dans la séreuse. Pour M. Marchal de Calvi, le rhumatisme n'est qu'une inflammation diathésique ; M. Bouchardat s'est aussi occupé de cette question au point de vue chimique, et il en a tiré d'excellentes raisons, peu concluantes cependant. Les anciens le faisaient venir d'une humeur âcre, allant de la tête aux articulations ; Boerrhave et Van-Iwsten en furent les plus chauds partisans après Hippocrate, Paul d'Égine, Cœlius Aurelianus et Alexandre de Nolles.

Traitement. Le traitement antiphlogistique fut d'abord préconisé par Sydenham ; mais comme il n'avait pas de règles fixes, il n'en eut pas un grand succès, et vers la fin de sa pratique, il renonça aux saignées. Stoll les employa après lui avec une timidité telle, qu'il n'eut que des déceptions. Ce ne fut que Sarcove qui put obtenir, dans l'épidémie de Naples, en 1764, quelques guérisons par la méthode de l'illustre médecin anglais. En effet, il n'y a pas lieu d'être surpris de ces divers insuccès, quand on songe que Sydenham faisait faire une première saignée de trois cents grammes le premier jour et une de la même quantité le second ; puis il attendait trois ou quatre jours avant de revenir à la section de la veine, de sorte que pendant cet intervalle l'inflammation revenait. Il ajoutait l'usage de juleps simples, de boissons rafraîchissantes, de cataplasmes, de lavements. Il recourut après aux cathartiques.

La quantité de sang tirée en huit jours n'excédait jamais deux mille grammes, d'après sa première méthode. Dans la seconde, il ne faisait que deux saignées, puis il prescrivait des purgatifs. C'est donc à M. Bouillaud que nous devons l'excellente méthode des saignées formulées de la manière suivante :

Premier jour. Une saignée de trois ou quatre palettes matin et soir; dans l'intervalle une application de ventouses scarifiées de quatre palettes environ, à la région péricardiale, à l'articulation ou à la poitrine, selon les complications.

Deuxième jour. Une ou deux nouvelles saignées suivant le cas, ou une générale et l'autre locale. La dose sera celle du premier jour ou à peu près.

Troisième jour. Dans certains cas on peut s'arrêter là, l'amélioration l'exigeant; mais dans les cas graves on pratique une quatrième ou une cinquième saignée de trois ou quatre palettes, et au besoin une saignée locale de la même dose.

Quatrième jour. Dans les cas de moyenne gravité tout cesse, et alors on s'abstient de nouvelles incisions sanguines. Si la résolution n'est pas franchement décidée, on fait une cinquième ou une sixième saignée générale.

Cinquième, sixième et septième jour. En général, à cette époque, il y a résolution à moins de complication de pleurésie, d'endopéricardite ou de pleuropneumonie; alors on pourra saigner une, deux, même trois fois généralement, et faire une saignée locale, tout en recourant aux adjuvants, tels qu'opium et autres. Quelle que soit la gravité, du sixième au huitième jour il y a résolution, et on peut commencer à nourrir le malade. Dans les cas légers, quelques sangsues ou une ou deux saignées suffisent; même il nous est arrivé de réussir à le dissiper dans ces cas avec le sulfate de quinine.

La méthode de **M**. Bouillaud, appliquée à temps, réussit toujours, et nous avons pu le constater souvent par nous-même dans son service à la Charité. Il ajoute aux saignées le vésicatoire, le cataplasme, l'opium, le coton, les boissons délayantes diaphorétiques. Cette médication des saignées coup sur coup se soutenant l'une par l'autre, ce qui n'arrivait pas dans la méthode de Sydenham, prévient le passage à toutes les complications ou terminaisons du rhumatisme, telles que tumeur blanche, ankylose, rhumatisme chronique. Dans les cas moyens, il tire quatre livres de sang en quarante-huit heures; quand le cas est grave, il en enlève de cinq à six livres en trois ou quatre jours. Ainsi il réduit à zéro la mortalité, à moins qu'il n'y ait méningite, ce qui est rare.

Le sulfate de quinine a été employé par **MM**. Monneret, Legroux, Briquet d'abord, et dernièrement par **M**. Bardy. Ils ont réussi quand il l'ont associé aux saignées. **MM**. Requin et Cazenave ont préconisé l'opium à haute dose; le narcotisme est cependant à craindre. **M**. Aran emploie le chloroforme à l'extérieur, à la dose de neuf ou dix gouttes, sur un linge appliqué sur la partie douloureuse, moyen adjuvant pour la douleur. Le quinquina a été préconisé par les Indiens et les Anglais. En France, on en use un peu quand il y a chloro-anémie.

D'après **M**. Gendrin et **M**. Martin-Solon, le nitrate de potasse serait fort efficace. Quelques autres praticiens ont conseillé la teinture de colchique, la vératrine, le tartre stibié, le digitale et les ferrugineux. **M**. Becquerel emploie l'eau froide sur une compresse sur laquelle on jette un peu de chloroforme. Les bains sulfureux ont souvent réussi. Les purgatifs ont été employés et sont efficaces dans certains cas. Dernièrement **M**. Gaffard (d'Aurillac) a préconisé les pilules de Lartigue, dans le *Moniteur des hôpitaux* du 4 avril 1854. Nous résumant, car il nous serait impossible de nous prononcer sur tous ces traitements, nous dirons, fidèle en cela à cette belle maxime, si souvent répétée par M. le professeur Malgaigne : « Sachez, parce que vous aurez vu et non parce qu'on vous l'aura dit, » nous dirons, dis-je, que dans le cas de rhumatisme grave, nous avons

vu la méthode de **M.** le professeur Bouillaud réussir, et par con-
séquent nous la disons bonne. **M.** Piorry adopte également ce
système ainsi que **M.** Rostan, qui ne s'en tient cependant qu'à la
condition de la force et de la constitution du malade et à l'intensité de la maladie ; enfin il est partisan de la saignée modérée.
Dans les cas légers, une application de sangsues, ou un vésicatoire, ou une ou deux saignées, peuvent suffire. Nous avons vu
M. Hardy réussir dans un cas léger avec un traitement consis-
tant en deux saignées le premier jour, puis il mélangeait en-
semble de l'acide citrique, de l'eau d'orge et quelques centi-
grammes de sulfate de quinine.

La compression, le gaïac, l'iodure de potassium, les vomitifs,
les mercuriaux ainsi que les bains, sont surtout excellents pour
le rhumatisme chronique.

Le traitement prophilactique consiste à éviter l'influence du
froid humide à l'aide de divers vêtements et d'empêcher également
l'abaissement de la température cutanée. — Ici nous finissons
notre modeste travail, espérant pouvoir revenir un jour sur les
nombreuses lacunes que notre inexpérience nous impose au-
jourd'hui, mais que l'étude des livres de nos maîtres et notre
pratique pourront nous faire aplapir un jour.